AF313492

CONTRIBUTION

A

L'HISTOIRE DE LA DYSPEPSIE

ÉTUDE

SUR LE SIÈGE ET LES CONDITIONS PATHOGÉNIQUES
DE L'AFFECTION DITE DYSPEPSIE INTESTINALE

PAR LE

Docteur CAULET

Ancien interne et Lauréat des Hôpitaux de Paris
Membre de la Société d'hydrologie Médicale, etc.

1872.

PARIS

SOCIÉTÉ FRANÇAISE D'IMPRESSIONS

200, QUAI JEMMAPES, 200

1911

CONTRIBUTION

A

L'HISTOIRE DE LA DYSPEPSIE

—

ETUDE

SUR LE SIÈGE ET LES CONDITIONS PATHOGÉNIQUES
DE L'AFFECTION DITE DYSPEPSIE INTESTINALE

Par le Docteur CAULET

Ancien interne et Lauréat des hôpitaux de Paris
Membre de la Société d'hydrologie Médicale, etc.

Ἡ δὲ πείρα σφαλερή.

I

L'expression de *dyspepsie intestinale* fut, croyons- nous,
employée pour la première fois, en 1835, par Graves (1),
pour distinguer ces cas de difficulté habituelle de la digestion dans lesquels les malaises et les accidents surviennent
non de suite après les repas, mais trois ou quatre heures
plus tard. Graves pensait que chez ces malades, contraire·
ment à ce qu'on admet pour les dyspeptiques ordinaires qui
souffrent aussitôt après avoir mangé, « l'estomac fonction·
ne bien et s'acquitte parfaitement de sa tâche, » mais que la
digestion supplémentaire dans l'intestin est dérangée, de
sorte que les troubles ne se produisent qu'au moment où les
matières alimentaires passent dans le duodénum. L'émi-
nent clinicien fut ainsi amené à diviser les dyspepsies en
deux formes « ayant l'une et l'autre une individualité abso-

---

(1) R.-J. Graves, *Clinique médicale*, traduction de Jaccoud. t. I. p. 169, Paris, 1862.

Extrait des *Annales* de la Société d'hydrologie médicale de Paris,
t. XVIII.

lument distincte. » « Le malade dont l'estomac fonctionne normalement, dit-il, peut souffrir de la perversion digestive de l'intestin grêle, de même que celui dont la digestion intestinale s'accomplit régulièrement peut être affecté d'une dyspepsie purement gastrique.

Ces idées de Graves sur la dyspepsie intestinale ne firent pas fortune en Angleterre. En France, au contraire, Chomel (1) accepta le mot et la doctrine, les vulgarisa par ses cours, par son livre sur les dyspepsies, où il leur réserva une place distincte. Depuis, nous voyons cette affection décrite séparément dans les monographies de Guipon (2), de Nonat (3), dans le traité des maladies chroniques de Durand-Fardel (4) enfin dans les ouvrages généraux classiques de Grisolle, de Valleix, etc.

Les malades, dont ces auteurs ont ainsi séparément envisagé l'histoire, ont en effet une physionomie propre, qui les fait aisément reconnaître et appelle une mention spéciale dans le tableau desciptif de la dyspepsie. Mais, si particulier que soit leur aspect, les différences qu'on constate dans l'époque d'invasion des malaises, dans le siège et la nature des accidents, autorisent-ils à séparer ces malades de ceux qui souffrent de suite après les repas, à admettre que chez eux le siège du mal est autre et, en un mot, l'affection distincte ?

Graves et les auteurs qui l'ont suivi ne semblent pas avoir hésité ; le siège intestinal du mal leur a paru évident et le syndrôme si caractéristique qu'ils ont jugé inutile d'établir un diagnostic entre celui qui part de l'estomac et celui qui part de l'intestin.

Ayant rencontré plusieurs malades présentant l'ensemble des phénomènes rapportés à la perversion digestive de l'intestin grêle, et n'ayant après une investigation minutieuse et souvent renouvelée, pu constater chez eux qu'une affection de l'estomac, nous nous sommes demandé si l'interprétation de Graves était suffisamment justifiée. Ne voyant

(1) Chomel. Des dyspepsies. Paris, 1857. p. 64 et suiv.

(2) Guipon. Traité de la dyspepsie. Paris, 1864, p. 12, 130.

(3) Nonat. Traité des dyspepsies. Paris, 1862, p. 18-83.

(4) Durand-Fardel. Traité des maladies chroniques, t. II, p 130.

dans son livre aucun fait à l'appui et n'ayant trouvé ailleurs aucune observation démonstrative, nous nous proposssons, dans cette étude, d'examiner la doctrine du médecin de Dublin, de rechercher si elle est en rapport avec les données actuelles de ~~l'analyse des faits cliniques~~. *la physiologie et si elle résulte nécessairement de l'analyse des faits cliniques.*

II

Une des circonstances qui ont le plus frappé les auteurs et leur a semblé imposer absolument l'interprétation contenue dans le mot *dyspepsie intestinale*, est la tardive apparition des accidents.

Si le trouble est limité à l'estomac, dit Graves (1), « les malades souffrent beaucoup aussitôt après avoir mangé ; » mais, au contraire, si « les malades se sentent indisposés non pas aussitôt après les repas, mais trois ou quatre heures plus tard, » c'est que l'estomac fonctionne bien et que la dyspesie est intestinale.

D'après Chomel, « dans la dyspepsie stomacale, l'ingestion des aliments est presque aussitôt suivie de l'exacerbation indiquée, ... dans la dyspepsie intestinale les premiers malaises commencent plus tard et se prolongent davantage » (2).

Nonat (3) pense que « la dyspepsie intestinale ne pouvant se manifester qu'au moment où les substances alimentaires ont franchi le pylore, le début de cette indisposition est nécessairement subordonné à la durée de la digestion stomacale. »

« Des symptômes communs aux diverses formes de la dyspepsie intestinale, dit Guipon (4), le premier et le principal c'est le trouble, la gêne, la douleur venant traverser la digestion trois, quatre ou six heures et quelquefois plus après les repas. »

Enfin nous lisons dans Durand-Fardel (5) : « Les premiers temps qui suivent l'introduction des aliments se pas-

---

(1) Graves, loc. cit. t. I, p. 168 et suiv.
(2) Chomel, loc. cit. p. 112 et suiv.
(3) Nonat, ibid., p. 93.
(4) Guipon, ibid., p. 145
(5) Durand-Fardel, ibid. p. 133

sent sans aucune sensation anormale, mais quelques heures après surviennent des malaises vagues. »

Ces citations montrent que nos auteurs ont déduit leur opinion de cette donnée physiologique qu'ils croyaient incontestable, à savoir que, dans l'intestin la digestion serait consécutive à la digestion de l'estomac et ne commencerait que lorsque cette dernière est terminée, ou à peu près.

En effet, pendant longtemps on a cru que les aliments une fois parvenus à l'estomac devaient nécessairement y séjourner un certain temps, et ne devenaient aptes à être reçus dans l'intestin qu'après avoir été suffisamment élaborés. Plus tard, lorsqu'on eut découvert au suc gastrique les propriétés de modifier, de dissoudre, puis de transformer par catalyse en une substance éminemment diffusible les matières albumineuses, on pensa que la *peptonisation* était la condition nécessaire de l'absorption de ces matières et on la considéra comme le but, l'objet de la digestion gastrique. On admit alors qu'après le repas le pylore demeurait contracté, forçant les aliments à rester dans l'estomac jusqu'à ce que leur masse fût entièrement modifiée, ou du moins que l'action digestive du viscère fût épuisée.

Les nombreuses recherches faites sur la physiologie de la digestion, pendant ces dernières années, nous semblent infirmer absolument cette manière de voir.

Et d'abord, il est certain que la *peptonisation* n'est pas la condition essentielle, *sine qua non* de l'absorption des albuminoïdes. Déjà en 1850, Cl. Bernard (1), rompant avec les idées généralement reçues, faisait voir que l'albumine ordinaire, l'albumine colloïde, insoluble, celle du blanc d'œuf, la même enfin qui introduite dans le système veineux apparaît aussitôt dans l'urine, est parfaitement conservée et assimilée lorsqu'elle est injectée dans la veine porte, de façon à traverser le foie, fait vérifié par les recherches subséquentes d'Oré. Depuis, les travaux de Brücke (2) ont surabondamment démontré qu'en outre de l'endosmose, de la

---

(1) Cl. Bernard, Du rôle de l'appareil chylifère dans l'absorption des substances alimentaires, in Comptes-rendus. Acad. des Sciences, 1850, t. XXXI p. 798-802.

(2) Voyez la série de ses Contributions à l'étude de la digestion. in comptes-rendus de l'Acad. de Vienne, et spécialement le mémoire traduit par Rabuteau dans la Revue des Cours scientifiques, n° du 13 nov. 1869.

diffusion, l'absorption dans le canal intestinal s'opère par un processus de filtration auquel les albuminoïdes non *peptonisés* sont loin d'être impropres, et qu'en fait, une notable partie des matériaux azotés de l'alimentation est absorbée avant d'être *peptonisée* : l'albumine liquide absolument réfractaire comme l'on sait (1) à l'action du suc gastrique et l'albumine soluble passant telles quelles ; les albuminoïdes solides pénétrant en cet état gélatiniforme qui dans les digestions artificielles précède la simple solution. D'autre part, si l'analyse physiologique n'a pu dévoiler encore les lois de la déplétion pylorique de l'estomac, l'observation pure et simple du phénomène, dépouillant le pylore du rôle quelque peu mystérieux qu'on lui accordait, a montré qu'en réalité le sphincter n'exerce à l'entrée de l'intestin d'autre office que celui que remplit, avec moins de sévérité, l'isthme du gosier à l'entrée du pharynx, celui d'explorer par sa sensibilité les aliments, de laisser passer les liquides et ceux qui sont convenablement divisés et ramollis et de se refermer derrière ceux qui ont un volume et une cohésion un peu considérables.

De la sorte, la durée du séjour que les aliments font dans l'estomac est subordonnée bien moins à leur degré d'élaboration, de transformations chimiques, qu'à leur consistance, à l'état de division naturelle ou de désagrégation, de ramollissement résultant de la mastication et de l'action digestive du suc gastrique.

On comprend, dès lors, comment se règle le parcours des matières alimentaires dans le tube digestif ; prenons la viande, par exemple : arrivée dans l'estomac elle commence par se gonfler, prend un volume énorme, au point que bientôt l'indice de réfraction est devenu le même que celui du liquide digestif et que sans la filtration on la croirait dissoute ; si les choses se passaient comme dans un vase inerte nul doute que la dissolution ne devînt en effet complète et après elle la *peptonisation*. Mais une fois ramollie, les cou-

---

(1) Voyez les leçons de Schiff, sur la physiologie de la digestion. Florence. 1867, t. II, p. 13, 40, 68 et 150. « L'acide du suc gastrique naturel n'est jamais assez énergique pour opérer la coagulation de l'albumine liquide, » première modification, (albumine incoagulable par la chaleur, mais précipitant par la neutralisation), résultant de l'action spécifique de l'acide et qui doit nécessairement précéder la *peptonisation*.

tractions incessantes du ventricule la poussent dans l'intestin, à l'entrée duquel le pylore ne lui fait plus obstacle ; et comme l'action du suc gastrique est très-rapide (1), dès les premières minutes de la digestion des parcelles modifiées sinon *peptonisées*, apparaissent dans l'intestin ; en même temps que s'écoule le liquide gastrique qui vient d'agir, lequel a déjà perdu sa puissance par le seul fait du changement de densité résultant de la dissolution des matières albuminoïdes et des peptones (2). C'est ainsi que chez l'homme même, observant ce parcours des aliments dans le tube digestif, on a pu voir (3) les boissons franchir le pylore (4) presque aussitôt après leur ingestion, entraînant avec elles les albuminoïdes solubles et liquides (5) les corps gras fluides, et, des substances albumineuses et hydro carbonées solides, toutes les parties suffisamment divisées, ramollies ou réduites en consistance pulpeuses par la préparation culinaire et la mastication. — Si prompt que soit ce passage des boissons, comme il se fait graduellement, de manière à éviter tout courant dans l'intestin, il met un certain temps à s'effectuer, pendant lequel prennent naissance les premiers produits de l'action du suc gastrique qui sortent avec lui. La chymification continue ainsi pendant des heures, modifiant la masse alimentaire couche par couche, de la périphérie au centre, par un travail incessant dont le produit s'échappe au fur et à mesure de sa formation jusqu'à ce qu'enfin l'estomac soit vide.

En résumé, des matières alimentaires de toute nature ar-

---

(1) Schiff, loc. cit., a constaté, par exemple, qu'au bout de 15 minutes un suc gastrique *peptique* fournit déjà de la peptone de viande (t. II p. 201).

(2) Brücke. Contributions etc. Comptes-rendus Académie de Vienne. 1859 — Schiff, loc. cit., t. II, p. 63, 105 et suiv.

(3) Sur des sujets porteurs de fistule gastrique ou atteints d'anus contre nature aux parties supérieures du petit intestin.

(4) Beaumont. Exp. and observ. on the gastric juice. Plattsburgh, 1833, p. 97 ; — Cook, Einen Fall fistuloser Magenöffnung, (Froriep's notizen, 1834, t. XIII, p. 11). Chez le malade de Cook qui présentait une ouverture fistuleuse près du pylore, les boissons étaient chassées de l'estomac au bout de quelques secondes.

(5) Fait constaté par le professeur Bush, de Bonn, dans ses précieuses observations et expériences sur une femme atteinte d'anus contre nature à la partie supérieure de l'iléon ; malade dont l'estomac paraissait fonctionner comme à l'état normal et chez laquelle on n'observait pas l'hypertrophie musculaire du bout supérieur de l'intestin et l'exagération des mouvements péristaltiques qui en est le résultat. Archives de Virchow, 1858, t. XIV.

rivent à l'intestin presqu'aussitôt qu'à l'estomac (4) ; si l'on ajoute que la secrétion de la bile est continue, que celle du pancréas, intermittente et nulle quand l'estomac est vide, se réveille lorsque cet organe a reçu des aliments et acquiert son maximum dès une demi-heure après le repas (1) on voit que l'opinion traditionnelle qui considère le travail de l'intestin comme consécutif à celui de l'estomac et ne commençant que lorsque celui-ci est terminé ou à peu près, est en opposition avec les faits. En réalité, à l'état normal, chez l'homme *le travail de la digestion s'opère à la fois dans toute l'étendue des portions actives du tube digestif ; la digestion intestinale commence en même temps que la digestion stomacale, se développe parallèlement à celle-ci et probablement finit très peu de temps après elle.*

Puisqu'il en est ainsi, le fait de l'apparition tardive des accidents dans une dyspepsie ne peut, en aucune façon, autoriser la localisation de l'affection dans l'intestin.

III

Examinons maintenant si les symptômes en eux-mêmes sont plus favorables à cette interprétation.

Comme dans la dyspepsie immédiate, ils sont locaux, ou généraux et sympathiques. Ces derniers n'ont rien de caractéristique. Ils consistent en un état de malaise, de fatigue, de l'éloignement pour le mouvement, du brisement des forces, une certaine torpeur intellectuelle, de l'indifférence à la conversation, de l'inaptitude au travail d'esprit, de la faiblesse d'attention, de la tristesse, de l'irritabilité du caractère, de la somnolence, divers troubles de la sensibilité, quelquefois de la céphalalgie, du vertige, des troubles de la calorification, une sorte de fièvre avec chaleur brûlante des extrémités ou au contraire du refroidissement ; joignons-y

---

(1) Les observat. de Bush ne laissent pas de doute à cet égard ; et nous répétons que, chez sa malade, l'estomac paraissait se comporter comme dans les conditions normales ; mettant en moyenne 3 ou 4 heures à se vider complètement. sauf les circonstances où une grande quantité d'aliments avait été ingérée le soir, auquel cas une partie seulement de ceux-ci quittait l'estomac le soir même, tandis que l'autre partie n'apparaissait qu'au matin au réveil, dans le tube intestinal.

(2) V. Les exp. de Kroger sur des chiens, de succo pancreatico, Dorpat, 1854; et celles de Ludwig et Weinmann (Ueber die Absonderung des Bauchspeichels. Zeitschr. für rationelle Medicin, 1853, neue Folge, t. III. p. 247.)

la sécheresse, l'empâtement de la bouche et diverses lésions du goût. — Ces troubles ne diffèrent pas de ceux qu'on observe chez les malades qui souffrent de suite après le repas

Chomel en constatant cette « grande ressemblance, » remarque toutefois que les symtômes qui appartiennent à la dyspepsie stomacale « portent principalement sur le cerveau et le thorax, céphalalgie, somnolence, cauchemar, torpeur de l'intelligence et des sens, palpitation, dyspnée , tandis que ceux qui appartiennent à la dyspepsie intestinale portent particulièrement sur la circulation et la chaleur, défaillances, refroidissement, sueurs froides » (1).

Les auteurs qui ont suivi n'ont pas confirmé cette distinction. Guipon (2) et Durand-Fardel (3) notent seulement que la dyspepsie intestinale détermine par elle-même beaucoup moins de troubles généraux que la dyspepsie stomacale.

Il ne paraît pas y avoir non plus rien de bien spécial dans la marche et le pronostic de l'affection. Graves la croit sérieuse. Ces malades, dit-il, « perdent leurs forces, ils s'amaigrissent, ils portent sur leur visage pâle et blême une expression maladive » (4), tandis que les dyspeptiques, « qui souffrent aussitôt après le repas, ne maigrissent pas, ne perdent pas leurs forces... » et il ajoute : « Les observations de ce genre sont loin d'être rares ; il vous arrivera d'être consultés par des personnes qui auront depuis longtemps des troubles fonctionnels du côté de l'estomac, cependant vous ne les trouverez point amaigries et vous apprendrez qu'elles ont continué à déployer une grande activité physique et intellectuelle. »

Durand-Fardel au contraire pense que la dyspepsie intestinale est moins sérieuse que la dyspepsie stomacale. « elle paraît exercer une moindre influence sur la santé générale, » et son pronostic « n'offre en général que peu de gravité » (1). (5)

Les symptômes locaux sont-ils plus démonstratifs ? Les

---

(1) Chomel, loc. cit. , p. 69 et suiv.
(2) Guipon, loc. cit., p. 192.
(3) Durand-Fardel, loc. cit. , p. 134.
(4) Graves, loc. cit., t. I, p. 169.
(5) Durand-Fardel, eod. loc., t. II, p. 136

dyspeptiques dont les souffrances paraissent longtemps après le repas, « n'ont pas, dit Graves (1). d'éructations acides et ne ressentent ni douleur, ni flatulence, ni pesanteur, ni distension à l'estomac, mais sont fréquemment incommodés par des sensations pénibles dans l'abdomen ; ils ont de la constipation, ou bien les fonctions intestinales sont très irrégulières, il survient de la diarrhée, des coliques, de la tympanite, les évacuations sont fétides et anormales, l'urine est rare et haute en couleur. » — Guipon prétend que les garde-robes sont en général peu influencées et qu'on a eu tort en avançant qu'il y avait toujours dans ce genre de dyspepsie soit de la diarrhée, soit de la constipation. » (2)

Durand-Fardel pense que la constipation est ordinaire mais non la diarrhée : « La diarrhée habituelle, dit-il, ne résulte jamais d'une dyspepsie intestinale simple, elle annonce ou une irritation de l'intestin ou un catarrhe intestinal, » et plus loin, « la diarrhée est tout accidentelle dans la dyspepsie intestinale et annonce une indigestion » (3),

Si l'on fait abstraction de la constipation et de la diarrhée qui ressortissent à un état morbide spécial, souvent indépendant de l'intestin, petit ou gros, il ne reste donc en fait de symtômes locaux que des malaises vagues dans le ventre, de la gêne, de la pesanteur, quelquefois des coliques des borborygmes. Ces symptômes ne sont pas rares dans la dyspepsie qui suit immédiatement le repas , et, en admettant qu'ils aient leur point de départ dans le petit intestin et non dans les côlons, on avouera que c'en est trop peu pour autoriser la séparation de deux affections qui se ressemblent à ce point et leur assigner un siège différent En résumé, la nature des manifestations de la dyspepsie tardive pas plus que le moment de leur apparition n'impose au syndrôme la signification que Graves lui a donnée en le rapportant exclusivement à la perversion des fonctions digestives de l'intestin **grêle.**

Loin de nous, toutefois, la pensée de nier l'existence d'une dyspepsie intestinale. L'intestin étant un organe de di-

(1) Graves, ibid., t. I, p. 169.
(2) Guipon, loc. cit., p. 146.
(3) Durand-Fardel, eod. loc., t. II, p. 134.

gestion aussi active, plus active peut-être que l'estomac, on conçoit qu'il puisse devenir le siège de troubles fonctionnes directement inhérents à ses fonctions spéciales ; et puisque l'observation montre qu'il est parfois isolément malade sans aucune participation de l'estomac, il ne doit pas répugner d'admettre qu'il puisse aussi avoir sa digestion propre dé rangée, quand celle de l'estomac est régulière. Mais la question que pose ici la clinique est tout autre. Il s'agit de savoir si, chez les dyspeptiques dont les malaises ne commencent que trois ou quatre heures après le repas, « l'estomac fonctionne bien et s'acquitte parfaitement de sa tâche. » Nous avons vu que l'analyse des symptômes ne légitime pas cette manière de voir, et l'on comprend l'importance de ce résultat pour la direction diététique et thérapeutique du malade.

IV

Examinons maintenant les observations présentées comme des exemples de dyspepsie intestinale pure sans participation de l'estomac.

Nous n'en trouvons que six dans le livre de Guipon (1). et si concises, qu'elles sont loin d'être démonstratives.

Dans l'obs. 76, nous voyons un enfant de trois mois tout émacié, épuisé, qu'on vient de sevrer, et dont la nourriture ne consiste qu'en soupes, bouillies à la farine à peine cui tes ; comme symptômes, « il est constipé et rend à grande peine des matières noirâtres, dures, ovillées.... plus de force ni d'appétit ; il reste presque toujours inanimé, » Voila sans doute un enfant inanitié, mais l'auteur ne consigne pas les détails qui ont motivé son diagnostic : dyspepsie intestinale temporaire aigüe, forme jatulente.

Le malade de la 77e observation, considéré comme atteint de dyspepsie intestinale flatulente temporaire, voit depuis quatre années son mal revenir à l'époque des froids ; irrégularité du régime, — travaux multipliés. « Cette dyspepsie est caractérisée par des douleurs, des tiraillements. des pincements dont le siège est entre le nombril et l'épigastre, apparaissant plusieurs heures après le repas, se ca!

---

(1) Guipon, **Traité de dyspepsies**, p. 413 et suivantes.

mant par l'ingestion de nouveaux aliments, que le malade est souvent forcé de prendre la nuit même, et se jugeant par l'émission de gaz par le rectum. » Du reste, aucun autre si gne. — Il nous semble que le siège des douleurs, tiraille- ments, etc., entre le nombril et l'épigastre, et surtout leur apaisement par l'ingestion de nouveaux aliments établis- sent suffisamment la participation de l'estomac à la mala- die.

Dans la 78ᵉ observation, un instituteur âgé de 52 ans, me- nant une vie trop sédentaire, ne faisant que deux repas par jour à cinq heures d'intervalle et ayant l'habitude de man ger précipitament, « éprouve depuis deumx ans, trois ou quatre h. après les repas, des coliques, des douleurs intes- tinales plus ou moins intenses, généralement plus pronon- cées la nuit que le jour et troublant alors le sommeil ; pas de diarhée, pas d'accidents gastriques. » Diagnostic : dy pepsie entéralgique. — Les détails de cette observation, sans nous dire la nature des coliques, ne prouvent pas qu'elles soient liées à une dyspepsie.

Le sujet de la 79ᵉ observation est un jurisconsulte de 50 ans, ayant eu beaucoup de fatigues de cabinet, qui consulte pour des accidents du côté du cerveau. « Le malade était sujet depuis 28 ans environ à des difficultés plus ou moins grandes vers la deuxième phase de la digestion, caractérisée par des pesanteurs et un embarras pénible apparaissant quatre ou cinq heures après le repas, et siégeant à la partie moyenne et inférieure du ventre avec constipation habituel- le ; » — l'auteur ajoute « état normal des fonctions de l'es- tomac. » Mais c'est justement ce qu'il faudrait démontrer.

L'observation 80 se rapporte à une dame de 34 ans, lym- phatique et nerveuse, dont les troubles digestifs consistent en « une diarrhée survenant inévitablement quelques heures après le repas, dès que le manger, suivant l'expression de la malade, a franchi l'estomac. Elle n'en souffre que peu. Si la diarrhée a quelque peu de durée, l'estomac finit par se troubler, des nausées surviennent. — En somme, cette da- me n'est pas, à proprement parler, dyspeptique ; les symp tômes relatés ne permettent pas de juger de la nature de la diarrhée, mais le dernier renseignement, « l'estomac finit par se troubler, etc., » laisserait supposer que le flux intestinal est lié à une indigestion gastrique ou du moins à une chymification incomplète.

La 81ᵉ observation a trait à une « névralgie intestinale ou entéralgie essentielle » sans symptôme dyspeptique, dont les paroxysmes sans rapport avec le moment de la digestion paraissent liés à une affection paludéenne.

Enfin le dernier malade (82ᵉ obs.) est un « vieillard de 64 ans, très vigoureux, ancien commerçant, ayant essuyé de grandes fatigues, prenant des repas très irréguliers, atten dant longtemps avant de satisfaire sa faim, et mangeant a lors plus que de raison, » chez lequel les médecins ont diagnostiqué : l'un un engorgement du foie, un autre une affection du gros intestin, un troisième une lésion organique incurable. « Depuis dix ans, il ressent de vives douleurs dans la région située un peu au-dessus et à droite de l'ombilic. Ces douleurs qui ressemblent à des élancements, à des pincements aigus, sont accrues quatre heures environ après ic repas, par le travail digestif, qui se complique en outre de gonflement, de flatulence, d'émission fréquente de gaz par le plus ces souffrances, c'est quand il ne peut évacuer les gaz dont l'accumulation le gêne, et qui semblent être rete nus, dit-il, entre deux portions d'intestin qui se ressèrent. » Les légumes, les féculents, les pâtisseries, les fruits, le fromage augmentent les accidents qui se prolongent alors la nuit et presque jusqu'au repas suivant. Guipon pense «qu'il ne peut y avoir de doute : l'affection, dit-il, est réellement une dyspepsie intestinale de forme mixte, c'est-à-dire entéralgique et flatulente, sans participation de l'estomac. »

Nous ne pouvons être de cet avis ; chez ce malade l'esto mac, certes, peut fonctioner bien, mais l'exacerbation quatre heures après le repas d'un point *continuellement doulou-reux*, situé au-dessus et à droite de l'ombilic, fût-elle accompagnée de flatulence, n'autorise pas à admettre une dyspepsie intestinale et ne lève pas toutes les difficultés du diagnostic.

Nous avons encore rencontré, dans différents recueils, la relation de quelques affections considérées comme des dyspepsies intestinale pures. Nous croyons inutile de les reproduire et de les analyser, l'exposé des symptômes étant trop abrégé et les auteurs ayant toujours pensé qu'il suffisait de noter la tardive apparition des accidents après le repas pour légitimer le diagnostic.

On voit d'après ce résumé, que l'examen des observations produites comme exemples de dyspepsie intestinale, pas plus que les données de la physiologie, ni que l'analyse sémiologique n'obligent absolument à rapporter à l'intestin l'origine et le siège des dyspepsies à manifestations tardives.

V

Si l'interprétation de Graves n'est pas justifiée, quelle est donc la signification des accidents qui nous occupent ?

Ayant constaté, chez tous les malades que nous avons pu axaminer suffisamment, des signes d'une affection gastrique, ayant eu plusieurs fois la preuve qu'au moment de l'apparition des malaises, le ventricule contenait encore des aliments (1), que la digestion gastrique était retardée, nulle ou pervertie (acides), ne trouvant d'ailleurs aucun symptôme qui révélât une souffrance de l'intestin, il nous a bien fallu rapporter à l'estomac l'origine de tous les accidents et les considérer comme l'expresion d'une véritable dyspepsie gastrique.

Nous n'hésitons donc pas à répondre que l'*estomac est le siège de la dyspepsie tardive, aussi bien que de la dyspepsie précoce.*

A l'appui de cette proposition nous apporterons les observations suivantes :

Obs. I. — M... 40 ans environ, fermier dans l'aisance et vivant dans de bonnes conditions hygiéniques ; né d'une mère asthmatique, délicat de santé, sans être jamais précisément malade. — En 1864 il a souffert pendant six mois de gastralgie et de diarrhée qui ont cédé après quinze jours d'un traitement prescrit par M. Flaubert, de Rouen, et con-

---

(1) On conçoit que lorsqu'il n'existe aucun symptôme positif d'affection gastrique, il peut devenir d'indispensable nécessité, pour établir le diagnostic dans ces cas difficiles de dyspepsie tardive, de s'assurer si l'estomac contient encore, ou non, des aliments au moment de l'invasion des malaises; rarement, dans ce but, on sera obligé de recourir au vomitif ; il suffit ordinairement de l'ingestion d'une petite quantité d'eau gazeuze (eau de Seltz artificielle), d'infusion de camomille, etc., pour amener quelque régurgitation, quelque renvoi, alimentaire ou autre, dont la nature souvent lèvera tous les doutes.

sistant à l'usage des Eaux-Bonnes et d'une poudre alcaline
opiacée. En janvier 1867, lorsqu'il nous consulta, les maux
d'estomac avaient reparu depuis quelques mois. Ce sont
des tiraillements , survenant comme par accès, le matin à
jeun et trois ou quatre heures après chaque repas ; ils sont
accompagnés de gêne, de malaise dans la région du cœur,
de palpitations, de douleurs à l'épigastre, au dos et au côté
gauche, d'embarras dans le ventre avec gonflement, et sou-
lagés par l'émission de vents. En même temps, il lui semble qu'il a faim, et l'ingestion de quelques bouchées de pain
calme les souffrances et lui permet d'attendre les repas. Pas
de renvoi ; selles normales ; ces accidents ne lui paraissent
pas influencés par la nature de l'alimentation, qui est d'ailleurs un peu grossière (pain et fromage au matin ; viande
bouillie, souvent porc, avec légumes aux autres repas). —
Le lait, que M. Flaubert a défendu, ne les augmente pas.
M... est fortement musclé ; sa figure exprime la souffrance ;
yeux cernés ; il ne croit pas avoir maigri, mais il a perdu
l'énergie et les forces, se plaint d'un sentiment habituel de
fatigue. Depuis longtemps il est triste, pense souvent à son
mal et commence à s'inquiéter. Ajoutons que M... mène une
vie régulière, se levant à quatre heures, chaque jour, faisant trois repas, à 7 h. du matin, midi et 8 h. du soir, et se
couchant de suite après souper ; mentionnons encore qu'il
prend café noir et eau-de-vie deux fois par jour.

A l'examen direct on constate un peu d'emphysème pulmonaire et d'augmentation de volume du cœur qui bat dans
le 5ᵉ espace intercostal ; plusieurs foyers latents d'hype-
resthésie aux attaches supérieures du grand droit, des deux
côtés ; enfin, les signes de la dilatation de l'estomac, dont
la grande courbure descend un peu au-dessous de l'ombilic ; le malade étant couché et les parois abdominales relâ-
chées, si l'on secoue vivement le tronc en le saisissant par la
base de la poitrine, on provoque un bruit de gargouillement
qui se passe évidemment dans l'estomac. Les urines n'ont
pas été examinées.

Traitement — Régime tonique composé exclusivement
.au déjeuner, de potages gras ou de café au lait ; au dîner,
de viande de bœuf ou de mouton, rôtie avec légumes verts ;
au souper, de potage avec un ou deux œufs, très-peu de

pain, pas de féculents ; plus d'eau-de-vie ; diminuer graduellement la dose de café noir ; comme moyen pharmaceu-
tique, chaque matin au lever une petite tasse de macération
alcaline de rhubarbe. — Disparition rapide des accidents
sous l'influence de ce traitement, dont l'effet fut aussi mar-
qué dans deux récidives survenues dans le cours de la même
année et l'année suivante.

Obs. II. — P..., 30 ans, riche fermier, courant sans cesse
pour ses affaires les foires et les marchés ; aimant la bonne
chère, prenant plusieurs fois par jour café et liqueurs, fu-
beaucoup, marié depuis cinq, mais ayant auparavant, à ce
qu'il dit, largement usé de la vie de garçon. Aujourd'hui
(décembre 1866) il nous consulte pour du gonflement et de
la raideur des doigts, liés à du rhumatisme subaigu des pe-
tites jointures. Il se plaint aussi d'un mal de tête qui re-
vient chaque jour dans l'après-midi et fait remarquer que
depuis longtemps ses urines sont rouges et donnent par le
refroidissement un abondant dépôt de couleur brique. —
En l'interrogeant nous apprnons qu'alerte et vigoureux
dans la matinée, il devient vers trois ou quatre heures de
l'après-midi, c'est-à-dire quatre ou cinq heures après le
premier repas, — toujours copieux et pris de grand appétit
— lourd, paresseux, somnolent ; qu'en même temps le ventre se gonfle, qu'il est tourmenté par des vents ; qu'à ce moment enfin, il souffre d'une céphalgie frontale, très intense,
et durant avec ces malaises une heure ou deux.

P... qui se lève à quatre heures du matin, attribue à de
la fatigue ces accidents auxquels il est sujet depuis fort
longtemps ; lorsqu'il le peut il se met au lit dès qu'il les sent
venir et il suffit en effet de quelques instants de sommeil
pour les dissiper. — Au dîner, à six heures du soir, P... n'a
jamais faim, cependant il mange beaucoup et avec plaisir...

..... L'examen direct permet de constater un état très sa-
tisfaisant de la nutrition ; P... est gros et puissant, mais les
muscles sont bien développés et l'on peut attribuer toute sa
corpulence au développement du système adipeux. — Pas
de signe de catarrhe buccal. — Langue nette ; pas de foyer
latent d'épigastralgie. La succussion abdominale donne lieu
à un bruit de flot ou de clapotement qui siège évidemment

à l'estomac et que nous avons trouvé dans toutes nos explo-
rations ; mais le développement du ventre ne permet pas
d'apprécier le degré de dilatation de cet organe.

Traitement. — Macération de rhubarbe le matin, à jeun,
remplacée au bout de quelques jours par de l'eau de Vichy.
Aux repas, viandes rôties et légumes verts, très peu de
pain ; le déjeuner sera assez faible pour que l'appétit re-
vienne le soir, quelque temps avant l'heure du dîner. Sobriété entre les repas. Quoique cette dernière prescription n'ait
pas été bien rigoureusement observée, tous les malaises
n'ont pas tardé à se dissiper, et depuis la santé se main-
tient bonne, grâce à la condition acceptée par P... de faire
son principal repas au dîner (octobre 1868).

Obs. III. — X... 25 ans, présentait depuis une dizaine
d'années une teinte subictérique du blanc de l'œil et quelquefois des téguments avec divers accidents qu'on pouvait
rapporter à une irritation duodénale chronique, mais le
digestions étaient restées bonnes, les selles régulières et la
santé générale, en somme, passable, lorsqu'en 1865, à la
suite d'un traitement malheureux aux eaux de Kissingen,
les fonctions digestives se dérangèrent gravement, X... per-
dit vite les chairs et les forces et pendant plus d'une année
fut obligé d'abandonner ses affaires et d'aller se soigner à
la campagne. — Ne voulant de cette longue observation re-
later ici que ce qui a trait à notre sujet, nous mentionnerons
seulement que chez ce malade les symptômes dyspeptiques
ne se manifestaient pas de suite après le repas ; loin de là
les heures qui suivaient étaient les meilleures du jour ; le
sentiment habituel de lassitude disparaissait, ainsi que la
tristesse et X... se trouvait parfaitement bien. Mais au bout
de quelques heures, il était pris d'accablement, de courba-
ture, de torpeur physique et intellectuelle, de décourage-
ment, d'un sentiment de gêne, d'angoisse à la région du
cœur avec irrégularités et intermittences du pouls ; — bouche pâteuse ; renvois insipides de matières alimentaires,
à peine altérées, et à une certaine époque de la maladie à
peu près intactes et telles, à l'œil et au goût, qu'elles a-
vaient été ingérées ; parfois les renvois étaient acides. Le
malade passait ainsi quelques heures dans un malaise inex-

primable, puis tout rentrait dans l'ordre, l'appétit revenait presque insatiable, et un nouveau repas ramenait la même succession d'une période de bien-être, puis d'une période de souffrance.

X... avait remarqué qu'étant au lit il suffisait d'un simple mouvement comme celui de se retourner pour faire naître à la région de l'estomac un bruit de clapotement, lequel persistait tant que duraient les malaises et cessait de se manifester à un certain moment où il lui semblait que la digestion était faite et l'estomac vidé. Nous avons souvent vérifié l'exactitude de ces remarques et constaté en outre que, à jeun, et pendant les premières heures qui suivaient les repas, alors que le malade n'éprouvait aucun malaise, le bruit de clapotement ne pouvait être perçu et qu'on ne le trouvait qu'au moment où la digestion était accompagnée de phénomènes dyspeptiques. L'inertie musculaire du ventricule révélée par ce clapotement n'était pas accompagnée de distension gazeuse ; X... très maigre avait le ventre *en bateau*. Par la percussion pratiquée au moment des accidents, on limitait très bien l'estomac dont la grande courbure descendait à 3 centimètres au-dessous de l'ombilic ; dans l'intervalle des malaises la percussion ne donnait pas de renseignements précis sur le volume et la position de l'organe, et le palper ne distinguait rien d'anormal à l'épigastre si ce n'est la présence du foie débordant les fausses côtes de 6 centimètres...

Obs. IV. — En juillet 1872 nous avons donné des soins à M. J..., âgé de 45 ans, d'une bonne santé habituelle, vivant dans d'excellentes conditions hygiéniques, qui depuis une quinzaine de jours, souffrait de battements de cœur. — J... nous raconte qu'en 1869, après de violents chagrins et des inquiétudes prolongées, ayant été semblablement affecté et assez gravement pour qu'on ait cru son existence en péril il est resté plusieurs mois malade, absolument impropre aux affaires et qu'il n'a dû sa guérison qu'aux bains de vapeurs et aux douches froides, qu'il s'était du reste prescrit lui-même. J... se plaint de gêne, d'embarras à la région du cœur , de palpitations et de dyspnée. Ces symptômes qui ne le quittent guère sont habituellement faciles à supporter, mais chaque jour, le soir, vers les 5 à 6 heures, ils s'aggravent notablement ; le malade se sent alors pris de fatigue, d'accablement ; sa bouche devient pâteuse, la gorge se sèche, il fait de vains efforts pour en arracher des mucosités tenaces, il a de l'anxiété précordiale, de l'oppression, presque toujours du hoquet, et passe ainsi une heure environ, dans un malaise et une agitation extrêmes; puis surviennent quelques éructations, des renvois alimentaires, insipides ou au contraire aigres et brûlants au passage qui annoncent la fin de la crise, après laquelle le malade se met à table et dîne, d'ailleurs sans appétit.

Ces sortes d'accès reviennent chaque jour au même moment. J... qui se croit atteint d'une affection du cœur n'accorde d'attention qu'aux accidents qu'il rapporte à cet organe ; à part les symptômes que nous avons relatés il se sent bien, dit-il, il a conservé les forces, le sommeil, l'appétit ; il assure que ses digestions sont bonnes, cependant sa femme a remarqué que depuis quelque temps il est triste, lourd, somnolent après le déjeuner et qu'il mange moins que par le passé ; mais ces accidents sont trop peu marqués pour que le malade en ait conscience et ils ne l'empêchent pas de se livrer à ses occupations.

L'examen physique révèle une perturbation considérable dans le rhythme et l'intensité des battements du cœur, qui sont inégaux, irréguliers et intermittents ; l'organe a d'ailleurs son volume normal et l'on n'y entend pas de bruit de souffle ; rien à l'exploration de la poitrine et de l'abdomen. J... a le blanc des yeux sale plutôt que subictérique ; la langue blanchâtre en arrière présente à sa face supérieure les deux traînées moussseuse, convergente vers la pointe, sur l'importance diagnostique desquelles Chomel a tant insisté. — L'urine est rare, rouge et sédimenteuse. Ayant plusieurs fois examiné J... au moment de ses plus grands malaises, nous avons reconnu qu'il n'y avait pas de fièvre, que l'estomac n'était pas distendu par des gaz, et qu'en dehors du trouble dynamique du cœur, on ne trouvait rien dans la poitrine pour expliquer l'oppression. Nous avons aussi constaté que les symptômes pénibles étaient très rapidement dissipés par l'application de linges chauds à l'épigastre, l'ingestion de boissons stimulantes ou même d'une petite quantité d'eau de Vals.

Le traitement employé (purgatifs, alcalins, amers) eut bientôt raison de tous ces accidents, qui persistèrent cependant très atténués, jusqu'au milieu d'août époque à laquelle le malade eut une attaque de choléra-nostras après laquelle il se trouva tout-à-fait guéri.

En présence de signes positifs d'une affection de l'estomac et de troubles de la chymification constatés chez ces malades, il nous semble bien difficile de ne pas rapporter à cet organe l'origine des malaises qui se développaient plusieurs heures après les repas. — Mais alors on se demande à quoi tient la tardive apparition des accidents, et pourquoi le travail digestif régulier et insensible durant des heures est tout à coup devenu pénible ou douloureux ? Il ne suffira pas pour tout expliquer d'admettre une insuffisance absolue ou relative dans la sécrétion des liquides peptiques. L'observation montre que les glandules à pepsine peuvent être atrophiées, dégénérées, détruites (1), la sécrétion spécifique très faible, l'élaboration des aliments insignifiante et cependant le passage de ces aliments à travers l'estomac se faire sans aucun malaise si le muscle gastrique est assez vigoureux pour forcer la résistance du pylore, et les empêcher de séjourner trop longtemps dans cet organe. Mais si, en outre de la sécrétion spécifique, l'estomac est atteint dans sa puissance contractile, que par suite la masse ingérée, supérieure à ce que peut modifier la sécrétion, demeure stagnante alors que le travail digestif est suspendu après l'épuisement de cette sécrétion, on comprend que, même en dehors des processus fermentifs qui souvent alors prennent naissance, le ventricule gastrique s'irrite enfin et réagisse douloureusement sur l'économie.

Chez notre premier malade atteint d'emphysème pulmonaire et d'affection cardiaque, *consensus* morbide qui s'accompagne ordinairement de dégénération des glandules à

---

(1) Voyez Samuel Fenwick, The morbid states of the stomach and duodenum, London, 1868, et, du même, une observation avec remarques sur l'atrophie de l'estomac, publiée dans le journal The Lancet, n° du 16 juillet 1870.

pepsine (1), de congestion et de catarrhe de l'estomac, il y
a lieu de penser que les phénomènes dyspeptiques recon-
naissaient la double cause, insuffisance sécrétoire et faiblesse musculaire de l'organe.

Nous ne chercherons même pas une autre explication que
l'arrêt par épuisement de la digestion pour les accidents
observés le matin à jeun. Notre malade avait l'habitude de
se mettre au lit et de dormir de suite après le souper, condition avec laquelle il n'est pas rare, même à l'état normal,
de voir la digestion se suspendre pour ne reprendre et s'a-
chever que le matin au réveil.

Les signes d'*asystolie gastrique* observés chez notre second malade et l'intempérance habituelle du sujet autori-
sent à penser que l'estomac était le siège d'une irritation
chronique dont l'effet sur les appareils glandulaire et mo
teur se traduit à la longue par l'inactivité du premier et l'a-
tonie du second. Un tel état peut sans doute passer inaperçu
et, en fait, chez les buveurs qui ont peu d'appétit il demeure longtemps latent, mais notre malade était un gros man-
geur, et, même à défaut de sobriété entre les repas, il a
suffi de la réduction de la quantité des aliments au premier
pour empêcher la dyspepsie de se reproduire.

Les détails relatés dans les observations 3 et 4 montrent
suffisamment que les troubles éprouvés plusieurs heures
après le repas étaient liés à l'exercice de la fonction digestive de l'estomac, affaiblie et pervertie chez notre quatriè-
me malade, simplement suspendue, arrêtée par épuisement
de l'organe, chez le troisième.

On voit dès lors la signification du syndrôme dyspeptique
dans ces cas d'apparition tardive.

Tandis que la dyspepsie immédiate peut n'accuser qu'une
simple perturbation de la sensibilité propre de l'estomac et
se produire en dehors de toute modification des processus
chimique et mécanique de la chymification, la dyspepsie
tardive trahit une altération ou une insuffisance des sécré-
tions et des mouvements du viscère, dont la sensibilité nor-

---

(1) V. l'ouvrage cité de S. Fenwick, l'article *Chronic gastritis* du *System
of medicin* de Reynolds, par W. Fox, t. II. p. 868. et du même, *Contributions to the pathol. of the glandular struct. of the stomach. Médic. chir.
Transactions,* 1858. p. 361.

male, non offensée d'abord par le contact des aliments et l'exercice de sa fonction, ses excitants naturels, s'exalte enfin et réagit sur l'économie par le fait de l'arrêt de la fonction après l'épuisement de l'organe et du séjour prolongé des aliments.

La dyspepsie immédiate pouvant ne résulter que d'une altération de la sensibilité organique se rapproche de la gastralgie à laquelle nombre d'auteurs la rattachent ; la dyspepsie tardive, au contraire, rentrant dans ce que les auteurs anglais désignent par le terme de *chronic indigestion* et trahissant une lésion effective de la digestion gastrique est le signe d'une affection matérielle de l'estomac.